AF466176

DU ROLE PATHOLOGIQUE

QU'EXERCE

LA MOELLE ÉPINIÈRE

DANS

LES FIÈVRES TYPHOÏDES

PAR

Le Dr MEURISSET

PARIS

G. STEINHEIL, ÉDITEUR

2, RUE CASIMIR-DELAVIGNE, 2

1900

DU ROLE PATHOLOGIQUE

QU'EXERCE

LA MOELLE ÉPINIÈRE

DANS

LES FIÈVRES TYPHOÏDES

PAR

Le Dr MEURISSET

PARIS

G. STEINHEIL, ÉDITEUR

2, RUE CASIMIR-DELAVIGNE, 2

1900

DU ROLE PATHOLOGIQUE

QU'EXERCE

LA MOELLE ÉPINIÈRE

DANS

LES FIÈVRES TYPHOÏDES

La moelle épinière exerce-t-elle un rôle pathologique dans les maladies typhoïdes? C'est une question souvent débattue et qui semble résolue par la négative. Je n'hésite pas à poser en fait ce qui est en question et je crois pouvoir fournir les preuves suffisantes pour établir la vérité de cette assertion. L'affection de la moelle est une maladie très complète et très protéiforme du cadre nosologique. L'histologie de cet organe a encore beaucoup à faire pour tirer de ses lésions ses symptômes pathognomoniques.

Il est de toute évidence que la moelle spinale exerce une notable influence sur l'économie tout entière de la machine vivante. Son influence est incontestable sur le cœur, les contractions de cet organe étant en partie subordonnées à l'action de la moelle. Cette action s'étend à tous les phénomènes de la vie organique, la circulation capillaire, la calorification, la perspiration cutanée, la sécrétion du rein, la nutrition, la défécation, l'excrétion de l'urine, etc. On connaît, dit Broca, les funestes conséquences qui se manifestent dans les diverses parties du corps humain par suite de l'altération de la moelle épinière atteinte d'une inflammation. Fodéré affirme que la cause prochaine des fièvres d'accès consiste de prime abord dans une subirritation de la moelle de l'épine, d'où tout le système est ensuite sympathiquement affecté (*Leçons sur les épidémies*, etc., t. 2, p. 193). Guérin de Mamers partage cette opinion. Gosse de Genève (*Des maladies rhumatoïdes*, in-8, 1826) l'a regardé comme le point de départ du trouble général que l'on observe dans la fièvre. Selon Hoffmann (*Medic. ratio*) la condition formelle, la cause fondamentale de la fièvre consiste dans une affection spasmodique de tout le système nerveux, laquelle s'irradie de la moelle épinière ; pour lui c'est dans la moelle épinière que siège la cause des spasmes fébriles.

Baillou avant lui, Ludwig et J.-P. Frank depuis, ont eu cette opinion ; mais ils ont établi ces inductions sur de pures probabilités. Sydenham, pour expliquer la cause des phlegmasies fébriles, s'en prenait souvent à la crase vicieuse ou à l'impureté du sang et des humeurs et aux efforts que fait la nature pour en procurer l'évacuation. Sauvages, rejetant la matière peccante, la nature des miasmes comme causes des fièvres, des phlegmasies, est persuadé qu'une grande partie de ces maladies dépendent des qualités manifestes de l'air, telles que son humidité, sa sécheresse, sa froideur, sa chaleur, sa pesanteur, sa légèreté, etc. Berlinghieri, professeur à l'Université de Pise, veut que la cause des fièvres malignes, pestilentielles, ne soit pas la putréfaction de la masse sanguine circulante, mais une matière maligne qui corrompt la masse elle-même (vol. 5, p. 427).

Huxam définit la fièvre lente nerveuse, une maladie convulsive. Marshall regarde la moelle spinale comme l'organe affecté dans le cas de convulsions et de spasmes, comme le siège de la cause morbide des symptômes. Le vrai système spinal est, selon lui, le siège exclusif des affections convulsives.

Il existe entre tous les organes en corrélation de fonctions une harmonie vitale qui fait qu'ils ressentent mutuellement leurs affections de manière à agir les uns sur les autres et à s'influencer réciproquement. Cette dépendance des viscères de la moelle épinière a été appelée *consensus organique*. Cette voie sympathique entre ces organes et la moelle explique la participation de celle-ci dans l'affection typhoïde. On a dit et écrit à satiété que la fièvre typhoïde sévit dans les trois cavités, cérébrale, pectorale et abdominale. Par quelle exemption la cavité spinale se trouve-t-elle indemne à tout jamais ? Si on avait porté son examen vers cette région, on aurait vu que dans les fièvres typhoïdes graves la moelle épinière fait partie intrinsèque du groupe sympathique et des lésions générales de tous les organes.

L'influence de la moelle et de ses nerfs sur l'hématose et la vie végétative apporte pour le diagnostic des affections spinales des symptômes d'une grande importance.

La consensuelle affection dans les maladies cérébrales n'est pas rare et on trouve fort souvent à côté d'un exsudat séreux dans le cerveau, de la sérosité dans la moelle et cela par une inflammation qui s'étend à la dure-mère et à l'arachnoïde en altérant la moelle et arrive jusqu'aux faisceaux de la queue de cheval. La sympathie est le rapport de deux ou de plusieurs organes plus ou moins éloignés qui établissent entre eux une espèce d'association au moyen de laquelle la vitalité des uns se trouve modifiée par l'état des autres. Il existe donc des liens sympathiques qui impriment des modifications vitales à un ou plusieurs organes éloignés à l'occasion d'une impression par un autre organe. Ces sympathies tendent à déterminer des altérations simultanées dans les forces des principaux organes qui sont le cerveau, le cœur, le poumon, les viscères réunis dans la région abdominale. L'affaiblissement des forces radicales qui fait cesser les synergies et les sympathies de ces organes se manifeste singulièrement dans ces maladies malignes où le pouls est parfois presque naturel; ce pouls est très dangereux, dit Barthez, en ce qu'il montre une séparation si parfaite des forces du principe de la vie dans ces organes qui sont principalement affectés, que l'irritation ne s'étend pas au système artériel. Il en est de même, selon lui, de la sécrétion qui se fait d'urines de bonne qualité. *Urina bona, pulsus bonus, æger moritur.*

Les auteurs anciens qui ont fait une étude attentive des fièvres malignes, pétéchiales, lentes nerveuses, bilieuses, adynamiques, se sont attachés à décrire minutieusement les divers symptômes qui appartiennent au système nerveux central et qu'ils attribuent à la dégénérescence de la bile, à un travail dissolutif humoral; la fièvre typhoïde est pour eux l'effet d'une acrimonie du sang, d'une altération des humeurs animales. La bactériologie a fait bon marché de toutes ces hypothèses un peu hasardées. Ces auteurs signalent les spasmes des muscles du thorax, les convulsions des extrémités, l'agitation, les contractions spasmodiques et convulsives du larynx et du pharynx, le tremblement de la langue qui se roule de tous côtés sans pouvoir s'allonger avec impossibilité d'écarter les mâchoires. Ils signalent encore les palpitations du cœur, l'anxiété précordiale, les soubresauts des tendons, les grimaces de la bouche et des lèvres, le renversement de la tête en arrière, l'obnubilation de la vue; le vomissement, la respiration difficultueuse, exclusivement thoracique, avec soulèvement parfois des clavicules et des premières côtes où il y a encore quelque mouvement, signe d'une mort prochaine; l'intermittence, l'irrégularité et la variété du pouls, la paralysie de la vessie, la gêne fatigante dans tous les membres, faiblesse générale, sensibilité plus marquée aux lombes et aux cuisses que partout ailleurs.

Ces auteurs, s'ils font des ouvertures, indiquent avec soin un engorgement inflammatoire des poumons, des viscères du ventre et du cerveau et voilà tout, sans faire attention que, dans les fièvres typhoïdes graves, la moelle épinière paraît assurément faire partie intrinsèque du groupe symptomatique et des lésions générales de tous les organes.

Borsieri a bien décrit les symptômes ci-dessus dans la fièvre lente nerveuse ; il note scrupuleusement les variations fréquentes du pouls ; ses pulsations sont tantôt accélérées, tantôt lentes, intermittentes, *aut ita fluctuant, vacillant* à faire craindre une mort prochaine. Cela n'annonce-t-il pas le pouls oscillatoire ? Plusieurs pathologistes, entre autres Pinel, Fourtelle, etc., ont regardé le pouls vacillant comme un signe pronostique fâcheux. Pringle dit que la majeure partie des symptômes dénote le grand trouble des nerfs, comme sens de torpeur dans les bras, faiblesse des membres, tremblement et secousses convulsives des mains, phénomènes morbides qui marquent le désordre du système nerveux. Sauvages (tome II) expose ainsi les symptômes de la fièvre typhoïde : lassitude, douleur dans le cou, au sinciput, tremblement des mains, débilité de la voix, perte subite des forces, faiblesse de la vue, situation horizontale accompagnée de la rétraction des genoux, poids à l'épigastre, nausées, respiration embarrassée, engourdissement excessif, douleur violente à la partie postérieure de la tête, pouls faible fréquent, ondoyant, intermittent, agité, oppression, anxiété, syncope, délire accompagné d'un tremblement et d'un soubresaut universel des tendons, tremblement de la langue, mauvais signe avec hoquet et difficulté à avaler.

Le Dr Ebel pense que le typhus consiste primitivement en une particulière lésion du système nerveux végétatif ou ganglionnaire à laquelle on peut ajouter le principe *sui generis* vénéneux, et ce mode particulier d'être du système splanchnique influe sur la reproduction organique et spécialement sur l'hématose, change par cette manière la crase du sang et des autres humeurs ; le fait de l'inflammation de la villeuse intestinale ne constitue pas, selon lui, le point essentiel du départ de la maladie. La conclusion est que la moelle est l'organe qui pourvoit plus intimement ou immédiatement aux actions des viscères du thorax, de l'abdomen par ce qu'il y a d'automatique par le moyen de l'intercostal dont les communications avec la moelle sont incomparablement plus nombreuses qu'avec le cerveau.

L'anatomie pathologique a été à même d'observer les rapports nombreux de la moelle épinière avec tous les organes de l'économie et de là les altérations des centres nerveux se manifestent par un trouble plus ou moins grand dans les fonctions de quelques parties éloignées. Les irradiations multiples de la moelle sont une preuve de l'influence qu'elle exerce. Parmi tous les auteurs qui ont traité de la fièvre typhoïde on ne trouve aucune observation d'une affection de la moelle compliquant ou s'associant à la maladie typhique.

En Italie, Brera et Rachetti paraissent les seuls qui, jusqu'à nos jours, aient observé avec autopsie l'inflammation des enveloppes et du tissu de la moelle dans deux cas de fièvre pétéchiale. Qu'elle soit secondaire, si l'on veut, elle contribue violemment à rendre la maladie plus dangereuse et presque toujours mortelle.

Il reste incompréhensible comment ces deux savants praticiens n'ont pas poursuivi leurs recherches après deux faits si patents.

Oliviers a rapporté une observation d'une affection de la moelle survenue à la suite d'une fièvre typhoïde ; mais c'était après trois mois de convalescence chez une jeune fille de 15 ans, très forte, non réglée. On a attribué l'affection spinale en partie au *molimen menstruale*, en partie à la fièvre typhoïde.

La moelle épinière reste-t-elle indemne dans la fièvre

jaune puisqu'il y a des symptômes communs avec les fièvres bilieuses, les ataxiques, les typhus etc., et que le praticien y trouve un certain rapprochement ?

1re Observation. — *Fièvre typhoïde. — Autopsie, non de la moelle.*

Le 10 *mars* 1838, est entré un cordonnier âgé de 21 ans et couché salle Ste-Madeleine, n° 9. Il est à Paris depuis quatre mois, il loge en chambre et il est habituellement d'une bonne santé et d'une assez forte constitution. Depuis qu'il est à Paris il a eu des privations de tous genres, travaillant beaucoup, mangeant peu et des choses peu saines, se privant de sommeil pour se faire un petit pécule ; il est malade depuis 10 jours. Au début malaise général, céphalalgie, courbature, affaiblissement progressif des forces, inappétence, soif. Cet état s'aggrave, deux jours après dévoiement.

Etat présent, 10 *mars*. — Le malade extravague : il rend très inexactement compte des antécédents de son état, son délire est paisible, tranquille, le facies est un peu animé, nullement stuporique ; pupilles un peu dilatées, yeux un peu humides, obtusion de l'ouïe, langue sèche, rouge, lèvres encroûtées, soif vive, dévoiement avec douleur du ventre qui est météorisé, pouls à 106, peau chaude et sèche, un peu de râle sibilant à la poitrine.

Gomme sucrée.

11. — Même état.

12. — Délire continu, hébétude de la face, yeux inquiets, peau sèche et âcre, pouls *idem*, ventre météorisé, dévoiement, selles et urines involontaires.

Lavement de quinquina, vin de malaga, bouillon.

13. — Même état. 3 taches typhoïdes sur l'abdomen. Eau fraîche pour boisson, limonade gommée, fomentations de camomille vinaigrées sur le ventre.

14. — Pupilles très dilatées, paupières abaissées, dents un peu fuligineuses, langue sèche, fausses membranes aux gencives, pouls à 116-120, irrégulier, petit, misérable, peau chaude, urines abondantes, diarrhée, 5 ou 6 petites selles par jour. Ventre souple, respiration abdominale et par la bouche. Il ne répond pas aux questions, il paraît étranger aux choses qui l'environnent. Il semble souffrir lorsqu'on appuie fortement sur le ventre. Pas de gonflement de la rate ; nez pulvérulent. Rien du côté de la poitrine auscultée en avant ; il ne peut allonger la langue ; peau chaude et non âcre. Affusion à 20° à 10 heures du matin, il fut un peu mieux après l'affusion jusqu'à trois heures après-midi. Le pouls s'était relevé à 126, le soir à 5 heures; les yeux sont caves, le pouls très fréquent, la peau est en grande moiteur, délire en divagations paisibles et continues, la peau a continué à transsuder de telle sorte qu'il fut entièrement mouillé toute la nuit. La tête est renversée en arrière et les dents très serrées lorsqu'on voulait le faire boire, sueur tiède et non fétide. Il est mort paisiblement le 15 au matin à l'heure de la visite. On a dit qu'il s'en était allé en eau tant la sueur avait été abondante.

Autopsie le 16. — Rien au cerveau, ni aux poumons, ni à l'estomac.

Abdomen. — Il y avait dans tout le duodénum de petites glandes hypertrophiées grosses comme des boutons de variole qu'on aperçoit à peine dans l'état sain et tout à fait confluentes ; elles ont été décrites par Mickel ; il les avait regardées comme succédanées du pancréas. Vers le milieu des intestins grêles on trouve une douzaine de plaques de Peyer très élevées, ulcérées ; des follicules nombreux hypertrophiés et ulcérés dans toute l'étendue d'un pied au-dessus de la valvule iléo-cæcale qui est saine ; plusieurs ganglions du mésentère sont bleuâtres, très hypertrophiés, gros comme une petite noisette. Le désordre intestinal était considérable. Le foie, les reins et la rate n'avaient rien. Y avait-il complication de la lésion de la moelle épinière ?

2e Observation. — *Fièvre typhoïde grave.* — *Autopsie.*

Le 15 *janvier* 1840 est entrée une jeune domestique âgée de 23 ans et couchée salle St-Lazare, n° 5. Elle est à Paris depuis un an. Elle couche dans un endroit sombre. Elle n'est pas réglée depuis plusieurs mois sans cesser d'être bien portante. Après 6 ou 7 jours de l'invasion des symptômes de malaise, de faiblesse, de courbature, d'inappétence etc., la fièvre survint le 8e jour. Elle ne s'alita pas. Pas de diarrhée ni épistaxis. Douleur du bas-ventre attribuée à l'absence des règles. Saignée et sangsues aux cuisses. Sinapismes trois jours avant son entrée.

14. — Divagations et délire.

Le 15 au soir de son entrée divagations, agitation très grande. Egarement des yeux, dents et langue noires, sèches et fuligineuses. Pas de météorisme ni chaleur du ventre qui est souple. Le pouls petit, faible, très fréquent, impulsions du cœur peu fortes, chaleur normale de la peau. Facies peu coloré, une selle naturelle. Cathétérisme.

16. — Pouls à 106, petit, misérable, intermittent à chaque deux pulsations. Pas de selles, facies altéré, vieilli, bleuâtre. Rien aux yeux, coma. Jambes paralysées. 6 ventouses scarifiées au cou et entre les épaules, légèrement senties. Le soir le pouls est moins irrégulier, à 112, ondulant, concentré, un peu relevé, peau chaude et sèche.

Vésicatoires aux mollets. Fomentations vinaigrées et camphrées.

17. — Décubitus dorsal, tête renversée en arrière, respiration haute et fréquente avec dilatation des ailes du nez ; pouls petit, incertain, *vacillant* à 128. Assez régulier.

Nuit calme. Le matin envies de vomir, elle fait des efforts pour cela. Elle porte souvent la main à la gorge ; elle montre la langue quand on la lui demande, elle est sale et noire ; pas d'urines ni selles.

Vésicatoire sur le sternum. Sinapismes aux cuisses, potion émétisée de 8 grains avec six gouttes de laudanum de Rousseau.

Le soir grincement des dents. Elle fait craquer les deux arcades dentaires en les serrant l'une contre l'autre, et cela se répète souvent. Elle semble avoir un peu de connaissance, quand on lui demande si elle souffre de la tête, elle remue la tête en signe de négation. Elle se plaint ; les bras ne sont pas paralysés.

Morte le 18, à trois heures du matin. Elle n'a pas eu d'épistaxis.

Autopsie le 19.

Cerveau. — Injection considérable des méninges avec épanchement de sérosité louche dans les feuillets de ces membranes. Les sinus contiennent beaucoup de sang. Deux cuillerées à bouche de sérosité fluide céphalo-rachidienne. Toutes les membranes se déplissent bien d'avec la substance cérébrale. Aucun point n'est ramolli. Un peu de rougeur en quelques endroits. Rien dans les ventricules.

Thorax. — Poumons engoués à leur base, assez crépitants. Muqueuse bronchique très rouge dans toute son étendue avec un peu de mucosité liquide.

Cœur. — Un peu flasque sans ramollissement, contenant quelques caillots fibrineux.

Abdomen. — Matière jaunâtre, bilieuse, dans l'estomac, le duodénum est sain. Dans la moitié de l'intestin grêle trois follicules de Brunner, isolés, un peu gonflés et ulcérés à leur centre. A deux pieds au-dessus de la valvule iléo-cæcale, il y a 4 plaques de Peyer sur une étendue de trois pieds, boursouflées, rouges, ulcérées, plus larges qu'une pièce de deux francs. Rien à la valvule iléo-cæcale. Matières fécales très consistantes. Rate un peu gorgée de sang. Rien aux autres organes.

La moelle épinière était certainement affectée ; il y avait paralysie des jambes, le grincement des dents, le rejet de la tête en arrière ; la rétention d'urines et des matières fécales, le pouls irrégulier *vacillant*, la respiration difficile, anxieuse, grande agitation ; la perte de connaissance n'a jamais été complète. Envies de vomir, pas l'ombre de diarrhée. Constipation permanente.

3e Observation. — *Fièvre typhoïde avec affection de la moelle épinière. — Guérison.*

Le 18 *juillet* 1842 est entrée à l'Hôtel-Dieu une jeune fille âgée de 18 ans, couturière, et couchée salle St-Julien, n° 19. Elle est habituellement bien portante, d'une forte constitution. Elle éprouve quelques jours de malaise. Le 8 juillet elle est forcée de s'aliter, ayant des frissons et de la fièvre avec des étourdissements. Elle resta malade avec une alternative de constipation et d'un peu de diarrhée. A son entrée on observa que ses facultés étaient un peu obscurcies ; ses réponses étaient embarrassées, hésitantes ; sa mémoire faisait défaut. Le pouls était fort, concentré, résistant avec un peu de récurrence, à 108. Peau brûlante et sèche, langue collante, peu humide, papilles rouges ; ventre météorisé, presque indolent ; pas de selles. Quelques taches typhoïdes ; céphalalgie, un peu de surdité, agitation, toux légère. La surdité devient complète, délire, divagations. La poitrine s'embarrasse. On lui fait deux petites saignées, eau de Sedlitz à plusieurs reprises, deux vésicatoires successivement entre les épaules ; julep kermétisé ; le pouls devient plus fréquent à 120 ; évacuations involontaires. Le 27e jour après son entrée, la fièvre est tombée, le pouls à 84. Le mieux s'accentue ; mais elle est écorchée aux coudes, les vésicatoires du dos sont ulcérés et creusés, de couleur blafarde. On les panse avec de la poudre de quinquina et du digestif. Elle reste une dizaine de jours dans une demi-convalescence, étant dans une grande faiblesse des jambes ; puis le pouls redevient fréquent, la raison s'altère, elle ne peut suivre deux idées de suite. Le dévoiement recommence ; elle a des alternatives de mieux et de recrudescence. Elle change de salle à cause de la réparation de la sienne. Les symptômes paralytiques deviennent plus intenses. Elle ne peut se tenir sur ses jambes qui fléchissent aussitôt. Les premières phalanges des doigts de la main sont renversées dans l'extension ; elle ne peut plus rien tenir de lourd dans les mains parce qu'elles sont sans force. Elle sent de l'engourdissement dans toute la longueur des bras ; les pieds sont tournés dans le sens de la flexion. La sensibilité générale est un peu exaltée au toucher. Les fonctions se font naturellement. La fièvre, sans être violente, a continué. Elle est amaigrie. On fit divers traitements qui n'aboutirent qu'à adoucir l'acuité des symptômes. La paraplégie persista. Enfin on eut recours à l'électricité. Cinq séances de galvanisme lui ont rendu le mouvement des jambes entièrement, et elle est sortie bien guérie le 15 décembre, après cinq mois de séjour à l'hôpital.

4e OBSERVATION. — *Fièvre typhoïde avec affection de la moelle épinière. — Guérison.*

Le 20 *juillet* 1843, est entrée à l'Hôtel-Dieu une jeune fille âgée de 22 ans, corsetière, et couchée au n° 5 de la salle Ste-Monique. 3 jours de malaise, puis fièvre et elle s'alite le 4e jour. A son entrée on constate les symptômes de la fièvre typhoïde commençante ; on la saigne deux fois en 48 heures, puis elle se plaint de souffrir partout ; céphalalgie, fièvre brûlante ; 3e saignée le 4e jour de son entrée :

un mieux sensible se manifeste, la fièvre est très légère, le sommeil revient, la maladie parcourt ses périodes d'une manière bénigne. Le 26e jour après son entrée, elle allait tout à fait bien ; deux jours après, elle se plaint de ne pouvoir se tenir debout, de ne pouvoir dormir. En effet ses jambes fléchissaient aussitôt avec tremblement. Douleur vive sur l'étendue des trois dernières vertèbres dorsales et des trois premières vertèbres lombaires ; douleur vive du dos, des reins, des flancs, des cuisses et des jambes surtout par accès. Tremblement des membres inférieurs même dans le lit ; la sensibilité y est extrême au toucher. Tout le bras gauche en sa partie externe surtout au-dessous du coude et rien à la région interne. Douleur à l'épaule droite ; elle ne peut plier le dos, la douleur a envahi toutes les vertèbres dorsales ; tout l'abdomen est très endolori. La fièvre se rallume ; le pouls est plus fréquent ; elle souffre par tout le corps, à l'estomac, au thorax ; elle se plaint d'avoir froid, quoique la peau soit chaude, mais les pieds sont froids, l'appétit a diminué, pas de soif, selle naturelle.

Six ventouses scarifiées au bas des reins ; une série de bains entiers, elle ne se trouve pas mieux ; la fièvre continue, la souffrance est la même, etc.

20 ventouses scarifiées le long du rachis et elle en éprouve un grand soulagement, la fièvre est tombée, le tremblement est bien moindre à moins qu'elle ne fasse trop de mouvements. Les douleurs ont beaucoup diminué d'intensité, la sensibilité des membres est devenue normale après un mois de ce traitement. Cependant elle éprouve encore de l'engourdissement dans les bras.

Vésicatoire assez long pour couvrir les dernières vertèbres lombaires, plus deux autres vésicatoires sur le rachis. Elle arrive à remuer les jambes dans son lit, ce qu'elle ne pouvait faire ; elle souffre moins du dos, des côtés et des membres. Elle n'a plus de fièvre ; elle se trouve mieux. Ce mieux fut bientôt interrompu par des douleurs le long du rachis ; engourdissement douloureux du tronc. Cependant elle a un peu plus de force dans les jambes, elle marche avec des béquilles. Comme elle souffre davantage de la moelle on lui met encore 12 ventouses scarifiées sur le rachis. Il reste de la douleur sur la région spinale un peu d'engourdissement surtout du bras droit, malaise général et elle marche mieux.

Huit ventouses scarifiées sur le rachis.

20 *novembre.* — Les forces reviennent ; peu de fréquence du pouls. Elle marche avec une seule béquille.

7 *décembre.* — Elle marche sans soutien et facilement. Elle sort le 12 décembre. Elle souffrait encore à la pression le long du rachis quoiqu'elle allât très bien. Il n'y avait pas de phénomène d'irradiation par cette sensibilité rachidienne, ou du moins elle ne paraissait pas en souffrir. Elle est restée cinq mois à l'hôpital.

Jeannette Hiron, 24 ans, domestique, entra à l'Hôtel-Dieu fin de janvier 1845 avec une fièvre typhoïde assez grave, forme commune. Elle devint paraplégique dès le commencement de la convalescence avec douleur à la région spinale. Cette paraplégie dura deux mois.

5e Observation. — *Fièvre typhoïde avec lésion de la moelle épinière.— Autopsie.*

Le 28 *février* 1842, un jeune charretier, âgé de 18 ans, est entré à l'Hôtel-Dieu et couché au n° 2, salle Ste-Madeleine. Il était très bien portant le 27 au matin ; ayant déjeuné sobrement comme d'habitude et n'éprouvant rien d'insolite, il ressent peu de moments après du malaise, de la difficulté à digérer. On lui donna du thé qu'il vomit ainsi que le vin chaud. Puis il eut du frisson et de la fièvre avec céphalalgie. A son entrée, la fièvre persistait ; le pouls était à 106, fort, plein. La peau brûlante et sèche ; pas de diarrhée, langue chargée un peu rouge à ses bords, céphalalgie, brisement des membres.

1er *mars.* — Amertume de la bouche, langue chargée, douleur épigastrique à l'appendice xyphoïde. Fièvre *id.*, facies vultueux et rouge, céphalalgie frontale, intelligence nette ; sclérotiques un peu jaunes. On lui donne ipéca avec tartre stibié ; il a vomi peu de bile et il a saigné du nez après les vomissements. Il a déliré le soir et la nuit le délire fut très bruyant.

2. — Il délire toujours ; il s'agite, il parle, il appelle ; on est obligé de l'attacher ; cependant on peut fixer son attention et le faire causer raisonnablement. Le pouls est moins fréquent, toujours fort, peau moins chaude, toujours céphalalgie frontale, un peu d'épistaxis. Rien aux yeux. Il a les lèvres couvertes de petites pustules blanches ; la langue qui est un peu rouge en a aussi. Affusion, compresse d'eau fraîche sur le front.

3. — Il est calme, assoupi, yeux demi-fermés et injectés, pouls fort et plein avec récurrence à 100, peau chaude et sèche, délire. Il paraît étranger à tout ce qui se passe autour de lui ; cou renversé en arrière, roide. Il paraît souffrir le long de la colonne vertébrale. Pupilles naturelles, dents noires ainsi que la langue et les lèvres. Haleine un peu fétide. Constipation, nez pulvérulent, facies se décomposant.

2 saignées. Couenne mollasse, épaisse, peu de sérosité. Un demi-verre d'eau fraîche toutes les deux heures, le soir sueurs douces et abondantes. Pouls fort, rebondissant. Du reste même état.

4 *mars*, matin. — Le pouls *idem.* La peau est dans une espèce de macération tant la sueur est abondante, le facies est un peu rouge. Le malade répond un peu aux questions ; il a repris à moitié sa connaissance, il ouvre les yeux ; le facies paraît plus expressif ; il est tranquille ; les lèvres et la langue tendent à s'humecter. Eau pour bois-

son. Le soir il dort les yeux plus fermés qu'hier, il semble parler avec lui-même en dormant.

5 *mars*, soir. — 3e saignée le matin, le soir il est calme, les yeux un peu renversés en haut, il dort et les lèvres remuent un peu, le pouls est à 112 fort et plein. La sueur est moindre ; la peau est encore moite et chaude, facies un peu rouge ; il entend un peu ; il fait quelque effort pour allonger la langue. Eau pour boisson, 12 ventouses scarifiées de chaque côté du cou. Le cou est toujours roide et douloureux ; peu de délire, lavement purgatif, pas de selles, sinapismes.

6. — Une petite saignée le matin, caillot peu consistant, peu de couenne ; pouls résistant à 112, peau encore chaude, il parle bien et la connaissance est revenue. La nuit dernière a été orageuse, langue humide et sans rougeur. Les lèvres sont noires ainsi que les dents, le cou ne peut être remué sans douleurs ; impossibilité de le remuer et douleur à la 4e ou 5e vertèbre cervicale et la 3e lombaire. La moindre pression sur ces vertèbres lui cause une douleur très vive ; il se plaint de souffrir de la tête, des jambes et non des bras ; pas de selles. Il tient la tête penchée du côté gauche et il ne peut la tourner à droite, rien aux yeux.

7. — Pouls à 124, fort, résistant et avec récurrence, peau chaude et sèche, hébétude, demi-intelligence ; éruption labiale, noire et intense, langue sèche, douleur moindre du cou. Il est tranquille, absence de délire ; potion stibiée de 8 grains, il a vomi ; selles abondantes.

8. — Pouls à 120, assez fort et résistant, peau un peu chaude, langue sèche, céphalalgie, absence de douleur à la colonne même par la pression ; douleur légère des jambes, pas de délire, potion stibiée, bouillon de poulet.

9. — La potion procure des selles, le pouls est à 118, fort et résistant, la peau a une moiteur douce ; il répond bien

aux questions; douleur des jambes, langue sèche ; pas de céphalalgie, potion stibiée.

10. — Pas de souffrance, pouls à 100, fort et résistant, peau douce, langue sèche ; quelques fausses membranes sur les lèvres venant probablement du tartre stibié ; suspension de cet agent ; une selle demi-liquide ; bouillon de poulet, orge miellée, lavement.

11. — Il continue à se maintenir en meilleur état ; pas de selle, il a maigri beaucoup.

12. — Pouls à 108, fort et résistant, peau chaude et un peu sèche ; facies un peu rouge, impulsions fortes du cœur avec un léger souffle au premier bruit, une selle ferme. Cette nuit, langue visqueuse ; il dit ne pas souffrir du tout. Les crachats sont semi-purulents et muqueux, collant au vase ; il dit les rendre sans tousser.

13. — Pouls à 96, assez fort, plein et rebondissant. La peau d'une chaleur à peu près naturelle, d'une moiteur légère et douce, pas de selle. Les phénomènes du cœur sont bien moins marqués qu'hier au soir. Langue humide et visqueuse. On sent un peu de gargouillement dans le flanc droit.

14. — Il y a du dévoiement.

15. — Le pouls est fort, résistant, avec récurrence à 104 ; peau médiocrement chaude et moite. Il tousse depuis 4 ou 5 jours, mais très peu. Les crachats sont toujours de même. Léger souffle au cœur. Langue peu visqueuse, dévoiement, délire paisible la nuit.

16. — Même état du pouls. Dévoiement abondant. Ventre souple et indolent, mais un peu chaud. Soupes.

17 et 18. — Même état. Persistance de la diarrhée. Bismuth.

19. — Ce matin il est subitement pris d'une vive et atroce douleur au côté droit du thorax derrière le foie ; la nuit avait été bonne. Sinapisme sur l'endroit douloureux. Deux grains d'extrait thébaïque. Le soir il souffre moins,

mais il ne peut encore se remuer. Le ventre est rétracté, crachats filants et visqueux avec des mucosités.

20. — Délire. Pouls plus fréquent et bien moins fort, facies altéré, il est haletant. Pas de météorisme. La douleur est revenue plus forte à l'endroit douloureux. On y applique un vésicatoire qu'il a arraché. Opium.

21 au soir. — Pouls à 132, petit, faible. Délire. Mort dans la nuit du 21 au 22.

Autopsie le 23. — *Cerveau.* — Injection vive de toutes les méninges et çà et là par endroits il y a de fausses membranes blanchâtres, épaisses, entre deux feuillets de l'arachnoïde, situées surtout dans les enfoncements des sinus jusqu'à la base. Le cerveau est ramolli à sa superficie qui est plus grisâtre. Il se déchire facilement et conserve très bien l'empreinte des objets appuyés légèrement.

Moelle épinière. — Il y a une rougeur intense des méninges surtout à la région cervicale et ramollissement de la moelle en différents endroits dans toute sa longueur et particulièrement à sa partie externe.

Thorax. — Tout le lobe inférieur du poumon gauche est hépatisé au 3e degré, en le pressant on fait sortir de la sanie ; il semble y avoir des tubercules, on voit de petits points blanchâtres. Ce sont probablement des portions de poumon saines, pressées par les parties malades ; elles sont dures. Rien de semblable dans le poumon droit. Epanchement pleurétique, jaunâtre, trouble. Fausses membranes floconneuses comme purulentes et attachées au diaphragme, ce qui explique la douleur ressentie derrière le foie qui est sain.

Abdomen. — La rate présente extérieurement des taches brunâtres sans ramollissement. La muqueuse intestinale à sa partie inférieure offre une teinte rougeâtre, uniforme, avec de petites papules nombreuses ; elle est un peu villeuse. Ces papules blanches peu saillantes, plates, donnent à la muqueuse une teinte qui peut être comparée à la teinte de la peau affectée d'une rougeole intense. L'arborisation est fine. Pas de développement de plaques de Peyer. Au grand cul-de-sac de l'estomac il y a une semblable rougeur qui dépend du tartre stibié.

M'étant pendant plusieurs années particulièrement appliqué à l'étude des maladies de la moelle épinière, je suis arrivé à remarquer que les pulsations artérielles éprouvent dans les affections du cordon rachidien des modifications spéciales qui ne se rencontrent dans aucune maladie des autres organes et qui par là même deviennent un signe diagnostique de la plus haute valeur, un examen tant soit peu attentif découvrira l'importance réelle que j'attribue au pouls dans la connaissance des maladies rachidiennes. Le pouls est un grand révélateur dans une foule de maladies compliquées d'affection de la moelle, comme par exemple dans la fièvre typhoïde. Pour bien l'observer, il faut, selon le conseil de Fouquet, que le bras du malade soit appuyé dans toute sa longueur et sur le bord qui répond au petit doigt, c'est-à-dire que le bras ou la main doit être dans une situation moyenne entre la pronation et la supination. Or voici le caractère qu'il présente lorsque la moelle épinière est affectée : si l'on applique les deux premiers doigts sur l'artère radiale, on sent une pulsation du côté du radius et celle qui suit vers le cubitus ; en d'autres termes, le bras étant posé comme nous l'avons dit, la première pulsation a lieu en haut et la deuxième en bas et toujours ainsi de manière que la pulpe des doigts est affectée par les deux pulsations en deux endroits différents. Cette marche du radius au cubitus ressemble à l'oscillation d'un pendule et c'est pour cela que je lui ai donné le nom de pouls oscillatoire. Cette oscillation du mouvement du sang dans les artères se retrouve également partout où il est possible de l'observer, aux artères carotides, axillaires, abdominales, poplitées, crurales. Le cœur ne paraît pas subir des phénomènes de ce genre à la manière de l'arbre artériel ; ses mouvements sont soumis à l'influence nerveuse qui émane de la moelle épinière. Les nerfs cardiaques par le moyen du grand sympathique communiquent avec les rameaux des cervicaux et même avec le nerf phrénique, ce qui fait que le cœur et le diaphragme demeurent directement offensés des lésions de la moelle à la région cervicale ; de là les névroses du cœur prises souvent pour des affections organiques.

En poursuivant mes observations, j'ai remarqué que, dans le pouls oscillatoire, il y a variété : c'est tantôt une pulsation radiale et cubitale, tantôt un balancement du pouls du radius au cubitus ; on sent sous les doigts le chemin que le pouls fait de l'un à l'autre. Pourquoi cette différence ? D'abord les deux pulsations se montrent détachées l'une de l'autre, c'est le signe indicateur d'une affection de la pulpe même de la moelle. Les deux pulsations artérielles ne se détachent pas toujours l'une de l'autre, c'est comme une ondulation qui se fait du radius au cubitus de dehors en dedans et réciproquement. De là le nom de pouls oscillatoire ondulant. Ce caractère désigne une affection des enveloppes de la moelle ; ainsi donc pouls oscillatoire pour les maladies de la moelle proprement dites ; pouls oscillatoire ondulant pour celles des enveloppes de cet organe ; il se montre souvent mixte parce qu'il prend quelque chose de ce double caractère dans les affections qui atteignent simultanément le cordon et ses enveloppes. Tout ceci est extrait d'un opuscule livré à la publicité (1).

(1) *Recherches sur quelques points obscurs dans les maladies de la moelle épinière*, par le Dr Meurisset, opuscule publié en 1854 chez Leclerc, libraire, rue de l'Ecole de Médecine, édition épuisée.

6e OBSERVATION. — *Fièvre typhoïde avec affection de la moelle épinière. — Autopsie.*

Schammel Pierre, âgé de 27 ans, confiseur, est entré le 3 août 1847 et couché salle St-Lazare au n° 47. Il est affecté d'une fièvre typhoïde dont les symptômes apparents ne révèlent rien de grave. Deux jours après son entrée, il est pris de délire avec soubresauts des tendons, les yeux injectés et mâchonnements. Le pouls est à 108, d'une force ordinaire, très oscillatoire. Le ventre est un peu météorisé, une selle semi-liquide avec un peu d'écoulement de sang en dehors de la selle. Il urine facilement sous lui et pas de matité à la région vésicale. Si on presse sur la vessie, il paraît en souffrir. Il y a des spasmes de tout le corps qui le mettent en grande agitation. Le pouls devient petit, très oscillatoire à 116. Si on presse sur la peau, n'importe en quel endroit, apparaît une rougeur qui est longtemps à s'effacer. Amaigrissement rapide ; teinte bleuâtre de la face. On détermine de la douleur par la pression sur les 5e, 6e, 7e, 8e et 9e nerfs intercostaux à gauche. Le malade grimace. Le rachis n'a pas été palpé.

On l'a mis tous les jours pendant plusieurs heures sous une irrigation sur la tête ; cela n'a jamais apporté qu'un soulagement d'un instant.

Mort le 16, à 1 heure après-midi, le 13e jour après son entrée à l'Hôtel-Dieu.

AUTOPSIE le 18. — Méningite circulaire intense du cerveau avec rougeur et ramollissement superficiel de la pulpe cérébrale.

Cavité spinale. — Le canal vertébral semble plein de sang, tant il est injecté ; la dure-mère est d'une couleur rouge foncé considérable avec un peu de sérosité sanguinolente. Vers la cauda equina, injection très intense des vaisseaux de l'arachnoïde, des artères, des veines qui sont très volumineuses avec sérosité sous-arachnoïdienne. La substance de la moelle est injectée à sa superficie ; elle est ferme partout excepté vers son extrémité inférieure et au milieu de la région dorsale où elle est ramollie d'une ligne d'épaisseur ; elle floconne et se détache par le lavage. La queue de cheval est un peu rouge. Les nerfs intercostaux des 8e et 9e côtes sont injectés à leur sortie de la colonne.

Abdomen. — Boursouflement de la muqueuse intestinale ; elle est hydropique. Cette muqueuse est ulcérée, à bords épais, arrondis, d'une rougeur brune. La valvule cæcale est rouge et gonflée sans autre lésion, mais autour d'elle il y a désordre dans la partie des petits intestins. La rate est gonflée et ramollie, rien autre dans les viscères du ventre.

Le thorax n'a pas été ouvert. Rien pendant la vie n'a attiré l'attention de ce côté.

7e Observation. — *Fièvre typhoïde avec début très grave et mort rapide. — Autopsie.*

Péquignot Simon, âgé de 32 ans, tailleur, est entré le 6 septembre 1847, salle St-Lazare et couché au n° 28. Il est malade depuis le premier du mois, il fut pris de délire le 4 septembre, purgation chez lui.

7 *septembre.* — Il est dans le délire ; il s'agite, il crie, tourne et retourne la tête ; il veut se lever, on l'attache. Les dents sont fuligineuses, langue sèche, peau chaude, pouls petit, fréquent et oscillatoire. Les artères des cuisses battent fort et sont oscillatoires, il a crié toute la nuit ; ventre sensible, une selle molle. Affusion.

8. — Il est plus calme, mais il continue à tourner et à retourner la tête ; yeux fermés, pupilles serrées, sensibles ; il paraît fuir la lumière, il remue sans cesse les jambes, quelques secousses rares des bras et surtout dans le sens de la torsion de dehors en dedans ; soubresauts fréquents

des tendons ; il n'urine pas ; vessie pleine, pas de selles. Si on presse sur les côtes d'élection à droite et à gauche il fait un mouvement avec plaintes. Affusion.

9. — Il est calme, affaissé ; il a rendu un peu de sang par le fondement sans selle ; le pouls est si petit qu'il est imperceptible ; la peau est chaude. Les battements de l'artère crurale sont oscillatoires par moments, puis tumultueux, encore forts, fréquents ; mouvements ondulatoires des muscles intercostaux dans la respiration qui est haute et fréquente, abdominale et thoracique. Il est étranger à tout ce qui se passe autour de lui ; la tête est un peu renversée en arrière, pupilles très petites, yeux noyés sans injection ; le cou se plie, les poignets sont fléchis, pendants comme dans la paralysie du poignet, les doigts sont un peu fléchis aussi. Si on allonge le poignet, il se fléchit petit à petit. Il y a dans les poignets des secousses qui les fléchissent subitement d'une manière saccadée ; mouvements considérables des tendons jusqu'aux doigts ; mouvements brusques des bras dans le sens du soulèvement ; les bras soulevés retombent de suite, les mains sont bleuâtres, froides ; les coudes fléchis résistent un peu à l'allongement, tendance à se fléchir si on soulève l'avant-bras, il éprouve beaucoup de secousses tétaniques ; contraction des pieds en dedans, ils sont bleuâtres, presque froids. Quelques secousses dans les membres inférieurs qui se fléchissent facilement ; par tout le corps il est insensible au pincement ; facies très altéré, beaucoup moins de contractures des muscles de la face.

Mort à trois heures après-midi.

Autopsie le 11 septembre. Raideur des membres assez considérable.

Cerveau. — Un peu de sérosité trouble entre la dure-mère et l'arachnoïde qui est fortement injectée dans sa partie circulaire plus spécialement ; la partie du cerveau en contact avec la méninge enflammée est très rouge et ramollie superficiellement ; le cerveau est très humide ; il y a environ 40 grammes de liquide céphalo-rachidien clair, un peu de liquide dans les ventricules.

Moelle épinière. — Dure-mère un peu injectée; un gramme de sérosité sous cette membrane ; la moelle est ferme excepté à la région dorsale supérieure où, dans l'étendue d'un pouce et demi, il y a un ramollissement très marqué. Toute la partie centrale de la moelle est fortement injectée comme ecchymosée sans ramollissement bien notable ; c'est la partie grise qui a perdu sa couleur physiologique par l'effet de l'injection ; on retrouve cette injection centrale jusqu'au bulbe rachidien. La partie ramollie de la région dorsale est moins rouge ; les substances blanche et grise sont ramollies en cet endroit et se détachent entièrement de l'arachnoïde sous le jet d'eau. Les vaisseaux de l'arachnoïde sont très dessinés, grossis par l'injection qui est très forte.

Thorax. — Poumons sains, cœur ferme ; les valvules aortiques et sigmoïdes de l'artère pulmonaire sont rouges. Cette couleur ne s'efface pas par le lavage, la valvule mitrale paraît épaissie, raide mais sans rougeur.

Abdomen. — Foie gorgé de sang, reins un peu injectés, rate à peu près normale.

Intestins. — Le gros intestin est rempli de sang noir dans toute sa longueur ; le petit intestin est parsemé de plaques très gonflées, boursouflées comme une élevure de la muqueuse qui est épaissie sans rougeur; quelques-unes sans trace d'inflammation autour de l'ulcération. Entre deux plaques pas de trace d'inflammation ; la valvule iléo-cæcale est un peu gonflée, la vessie est saine ; rien à l'estomac.

8e Observation. — *Fièvre typhoïde avec affection de la moelle épinière. — Anasarque. — Maladie des reins et du cœur. — Autopsie.*

Fautrat Louis, 38 ans, terrassier, est entré à l'Hôtel-Dieu, le 9 août 1847 et il est couché salle St-Lazare. Malade depuis 10 jours, il rend difficilement compte de son état. Le délire survient dès le lendemain avec le pouls à 80, assez fort, vif, oscillatoire, mouvement et sensibilité des membres bien conservés. Il paraît souffrir par la pression à la région cervicale et aux premières vertèbres dorsales.

Rétention d'urines, vessie distendue, peau sèche sans chaleur anormale, narines pulvérulentes, facies un peu animé, en sueurs, rien aux pupilles. Il est entré avec le dévoiement et le ventre météorisé. La maladie marche en s'aggravant. Une douleur se fait sentir aux 5e, 6e, 7e et 8e nerfs intercostaux à gauche dans toute leur longueur ; peu de chose à droite. Le délire est calme et gai. Les pupilles, après avoir été dilatées, se sont rétrécies, mais restées sensibles. L'insensibilité des membres se déclare ; si on le pince il ne fait aucun mouvement. La sensibilité au tronc est très émoussée.

Tremblements des bras et soubresauts des tendons, convulsions des pouces des mains et aussi parfois des doigts. Facies rouge, bleuâtre, langue rouge, sèche, fendillée, dents fuligineuses. Ventre météorisé, gargouillement dans la fosse iliaque droite ; diarrhée ; 2 ou 3 taches typhoïdes sur le ventre. La vessie, qui se vidait d'elle-même, rend difficilement ses urines. Le pouls toujours à 80-84, oscillatoire. La peau est devenue un peu chaude et sèche. Tous les phénomènes nerveux se sont entièrement amendés. 15 jours après son entrée, un mieux apparent s'était manifesté : il put se lever malgré sa faiblesse ; le pouls à

80, mais très oscillatoire ; le ventre est météorisé, la diarrhée n'a jamais cessé.

Le 21ᵉ jour, le pouls est petit et faible. On est obligé de le mettre à la diète à cause de la persistance de la diarrhée. Il continue à se lever. Cette légère amélioration a duré quelques jours ; puis le tour des yeux devient blafard, un peu infiltré, la peau est blanche comme dans l'anasarque ; les pieds s'enflent. Le ventre est gonflé, très météorisé, diarrhée avec de petites coliques. Le tour des yeux plus infiltré que jamais. Bruit de souffle au cœur au premier temps. Pouls à 86, très faible. Bouche amère, soif, inappétence ; ventre très volumineux et sensible autour du nombril ; il éprouve de la douleur le long du tube intestinal quand il avale ses aliments ; la peau du corps est blafarde, luisante et sèche, faiblesse des jambes qui restent froides toute la nuit. Le malade se plaint de souffrir dans les mollets, les aines et les reins quand il est debout. Il éprouve dans son lit de la difficulté à mouvoir les jambes qui lui paraissent être de plomb. Il a des frissons quand il reste longtemps levé. Il a toujours envie de dormir et il dort beaucoup. Hoquet, douleur des aines, des reins, des genoux et des mollets, ventre très tendu, sonore, diarrhée continuelle. Pouls *id.*, langue noirâtre, très humide. Il y a déjà plus de 15 jours qu'il a les plis de l'affection chronique de l'abdomen, petits frissons frigorifiques. Engourdissement des jambes. Envies de vomir.

27 *septembre*, veille de sa mort. — Vomissements de matières noirâtres, hoquet, diarrhée plus considérable, il fait sous lui depuis trois jours ; il ne sent pas passer les matières qui sortent à son insu. Pas de fièvre. Il dit avoir chaud par instant. Le soir, la peau est chaude et sèche. Le pouls à 92, oscillatoire par pulsations radio-cubitales, hoquet presque continuel accompagné de convulsions des muscles du ventre : un peu de parotide du côté gauche avec une légère rougeur de la peau. La région cervicale est

douloureuse sur les apophyses épineuses et sur les côtés surtout à gauche et vers la 3e dorsale à droite sur les transverses, la douleur y est assez vive, endolorissement sur le reste de la région dorsale.

28. — Même état. Le pouls est filiforme. La peau est chaude et sèche. Anasarque générale. Intelligence un peu obscurcie.

Mort à 10 heures du soir, 50 jours après son entrée à l'hôpital.

La fièvre typhoïde céda à 20 jours par la cessation du délire, mieux pendant quelques jours, il se lève, pas de fièvre; le pouls a toujours été oscillatoire, la diarrhée a persisté avec les symptômes de l'affection de la moelle, il y avait anasarque, les reins étaient très malades.

Autopsie le 30. — *Cerveau.* — Beaucoup de sérosité trouble dans la dure-mère et dans les feuillets de l'arachnoïde et sous la pie-mère et dans les ventricules ; beaucoup aussi de sérosité céphalo-rachidienne. La masse cérébrale est très humide, très molle. Quelques points de méningite qui se reconnaissent à la rougeur intense de l'arachnoïde et au piqueté ineffaçable de la substance cérébrale qui se trouve en contact avec la méninge enflammée. La moelle allongée partage la mollesse du cerveau sans trace d'injection.

Moelle épinière. — La dure-mère a peu de sérosité dans sa cavité ; elle est injectée dans ses parties latérales à côté de la sortie des nerfs et plus bas elle l'est partout, c'est une arborisation. L'arachnoïde est arborisée d'une manière très marquée à partir de la fin du tiers supérieur de la région dorsale jusqu'en bas ; elle est vivement injectée, rouge, uniforme. Cette rougeur résiste au plus fort lavage ; elle s'étend aux nerfs de la queue ; il y a en même temps épaississement. Plus haut la méninge est blanche, transparente, et son épaisseur est normale. La moelle dans toute sa longueur est un peu ramollie extérieurement, plus à la partie où les méninges sont malades et vers les 5e et 6e vertèbres dorsales. Le ramollissement est tel que le lavage détache entièrement la moelle de la pie-mère au côté gauche dans une étendue de 14 à 15 lignes, tandis qu'au côté droit elle reste attachée à la méninge. Dans l'extrémité inférieure, à son renflement et à sa terminaison, il y a injection centrale avec ramollissement.

Thorax. — Pneumonie passant au 3e degré, au côté gauche ayant envahi tout le lobe inférieur et le quart inférieur du lobe supérieur. Grand épanchement de sérosité dans les deux côtés du thorax. Le poumon droit est sain. Rougeur à la muqueuse bronchique.

Cœur. — Epanchement de sérosité un peu jaunâtre dans le péricarde. Quelques fausses membranes blanchâtres sur la périphérie du cœur qui est flasque sans être ramolli ; les valvules sigmoïdes sont rouges, ternes et un peu épaissies. La rougeur ne s'efface pas sous le jet d'eau et tranche avec les parties environnantes. La valvule mitrale est épaissie, rouge et roide, la tricuspide est à son bord adhérent très rouge, bosselée, épaisse, indurée. Rien aux valvules de l'artère pulmonaire.

Abdomen. — Rien à l'estomac. Le foie est d'une couleur un peu plus noire que dans l'état sain, la périphérie est toute bleue à cause de la sérosité abondante que renferme l'abdomen et qui lui a donné cette teinte.

La rate est volumineuse, très noire et légèrement ramollie.

Les reins sont très injectés extérieurement sur la substance corticale à trois lignes d'épaisseur. Aussi les reins sont-ils volumineux. La substance corticale est d'un rouge intense. La substance corticale dans les interstices non injectées est assez pâle. Le rein pressé entre les doigts laisse échapper un peu de sang. L'enveloppe celluleuse se détache sans rien déchirer.

L'intestin grêle offre ceci que la muqueuse est épaissie,

comme veloutée, sans ulcération ni rougeur; mais à la distance de 4 à 5 pouces de la valvule, dans une étendue de trois pouces au moins, il y a une rougeur intense avec épaississement rugueux de la muqueuse sans que les plis intestinaux soient effacés. Au milieu on voit quelque chose de pâle avec effacement des plis, ce qui ressemble à une plaque de Peyer guérie. 18 pouces plus haut l'intestin a la minceur, la transparence ordinaire. Le gros intestin n'a rien.

9e Observation. — *Fièvre typhoïde avec inflammation de la moelle épinière.*

Lebrou, journalier, âgé de 21 ans. Entré le 4 janvier 1847 et couché au n° 17, salle Ste-Madeleine, puis transféré au n° 13. Il accuse 8 jours de malaise et de faiblesse ; il s'est mis au lit. Pendant ces 8 jours on lui a fait une saignée et on lui a donné une bouteille d'eau de sedlitz qui a procuré beaucoup de selles.

5 *janvier.* — Voici son état : langue rouge et un peu sèche ainsi que les gencives. Ventre tendu, météorisé, douloureux, gargouillement dans la région cæcale, pouls plein à 92, oscillatoire, ondulant. Peau chaude. Toux légère, faiblesse générale, étourdissements. Facies abattu, vultueux. 2e saignée de trois palettes. 4 ventouses scarifiées sur le ventre, cataplasmes, orge miellée.

6. — Ventre moins tendu, moins douloureux. 2 selles, taches typhoïdes, moins de courbature, moins de stupeur, sommeil plus tranquille. La saignée est demi-séreuse, caillot diffluent, couenne légère. 3e saignée, même tisane.

7. — Langue plus humide, moins visqueuse, soif modérée. Ventre peu douloureux. 2 selles liquides, gargouillement. Pouls *id.* à 96. Respiration normale, peu de stupeur, etc., sang de la saignée diffluent, couenne légère.

8. — Depuis deux jours urines de couleur et de densité

normales, précipité albumineux et un nuage assez prononcé, mais il l'est moins aujourd'hui. Plusieurs selles, les taches commencent à s'effacer. 100 pulsations. Même état, même prescription.

9. — Langue et gencives visqueuses et rouges, soif vive, douleur dans les côtés du thorax, délire la nuit, etc.

10. — Langue et gencives sèches et fuligineuses, ventre tendu, dévoiement. Pouls à 104 *id.*, délire nocturne, rêvasseries. Le jour, tranquille dans son lit, somnolent, ne s'occupant de rien.

11. — Langue extrêmement fuligineuse, dévoiement médiocre, ventre indolent, sans gargouillement. Pouls assez fort, large et oscillatoire, toux très légère, pas de râle sibilant, facies excessivement déprimé, état adynamique très prononcé ; il demande toujours le bassin ; il répond aux questions. Sueur visqueuse : le délire consiste en rêvasseries, quelques mots paisibles mal articulés. Eau de Sedlitz, julep béchique, etc.

12. — Exagération de l'état précédent, pulvérulence des narines. Selles involontaires après l'eau de Sedlitz, pouls à 100 *id.* Grande prostration, divagation et délire paisible pendant la nuit. Il se met toujours en rapport. 30 grammes d'huile de ricin.

13. — Selles abondantes involontaires. Pouls à 124, assez dur, assez large et oscillatoire, météorisme léger du ventre qui est indolent. Le malade paraît moins prostré ; il répond assez bien aux questions. Délire et agitation pendant la nuit, etc., purgatif et julep béchique.

14. — Selles et urines involontaires. Pouls *id.* à 128. Gêne de la respiration. Souffle bronchique à droite. Délire tranquille, très grande prostration, soubresauts des tendons, le malade répond moins bien aux questions, escharre au sacrum. Vésicatoire au côté droit, huile de ricin.

15. — Langue très sèche. Selles diarrhéiques jaunes. Soif vive. Pouls 128 *id.*, respiration à 36. Oppression de la

poitrine. Souffle tubaire qui a envahi les deux côtés. Très forte pulvérulence des narines. Il a encore de la connaissance, il se met encore en rapport.

Mort paisible le 16, à 1 heure du matin.

Autopsie le 17. — *Cerveau.* — Un peu de méningite diffuse ; léger piqueté par endroits dans la substance cérébrale. Il y a une grande quantité de sérosité entre la duremère et l'arachnoïde et au tronc occipital, peu dans les ventricules ; le méso-lobe est injecté, ayant une couleur grise.

Moelle épinière. — La moelle allongée est injectée, ayant une couleur d'un gris-rougeâtre. La moelle spinale est ferme, la dure-mère est injectée, rouge. C'est une injection des vaisseaux ; elle n'est pas cinabrée. L'arachnoïde est injectée, rouge ; à la partie inférieure, elle est d'un rouge intense, uniforme, que le lavage n'efface pas. Les nerfs de la queue sont rouges, injectés. Le lavage n'efface rien, la moelle est ferme ; elle est injectée dans sa substance grise et blanche, cela lui donne une teinte gris-rougeâtre ; peu de sérosité dans les membranes. Les vaisseaux du canal vertébral sont gorgés de sang ; il y a un peu de sérosité en dehors de la dure-mère.

Thorax. — Les lobes inférieurs de chaque côté sont enflammés, très friables, non crépitants. Des morceaux détachés vont au fond de l'eau.

Les quatre orifices du cœur sont enflammés ; les valvules aortiques rouges, non épaissies ; les valvules mitrale et tricuspide épaissies, bosselées, rouges, caillots formés dans le ventricule droit.

Abdomen. — Rate très gonflée, ferme, reins injectés, rouges. La partie inférieure de l'intestin grêle a sa muqueuse boursouflée, mollasse, rouge avec des points ulcérés ; plus haut quelques plaques gonflées avec commencement d'ulcération ; follicules de Brunner développés et ulcérés ; ganglions mésentériques rouges, volumineux. Rien à la valvule.

Mort à la fin du troisième septenaire. 4 saignées après lesquelles les symptômes se sont toujours aggravés comme la fièvre, l'injection des yeux, etc. On comprend la force et la plénitude du pouls d'après l'état du cœur.

On a avancé avec l'assurance d'une conviction sincère que l'on faisait avorter la fièvre typhoïde par un traitement approprié ; si cela est arrivé, ça n'a pu avoir lieu que dans une synoque, *synochus simplex*, qui toujours se termine d'elle-même en 11 ou 14 jours.

10ᵉ Observation. — *Fièvre typhoïde de forme commune. — Mort. — Pas d'autopsie.*

Martinet Cyprien, 22 ans, marchand, est entré le 21 août 1847 et couché au n° 4, salle Ste-Madeleine. Il est atteint d'une fièvre typhoïde, forme commune et en apparence peu grave. Le cerveau s'est pris petit à petit avec soubresauts des tendons et un coma presque continuel, le pouls petit, faible, inégal, oscillatoire à 96. Outre les soubresauts des tendons, il y a des secousses des bras et des jambes dans leur longueur et dans le sens de la torsion. La tête est renversée en arrière, il ne sent pas si on le pince aux bras, aux jambes, au tronc ; des oscillations en ondulations se manifestent aux muscles intercostaux dans le sens de la longueur de la côte ; respiration d'une fréquence modérée et un peu haute. Ventre indolent, sans météorisme, urines et selles involontaires. Le pouls reste à 96, filiforme et, malgré la petitesse du pouls, il y a une forte impulsion du cœur. Peau chaude et moite ; la nuit, le malade a eu des convulsions, il se tordait les bras et les allongeait avec tension ; il était difficile de les fléchir. La tête reste toujours renversée en arrière avec roideur du cou ; la respiration se précipite, elle est abdominale et thoracique ;

pupilles très contractées avec grande sensibilité à la lumière ; la pression sur les côtes d'élection éveille de la souffrance ; les jambes sont toujours restées inertes et sans mouvement.

9 *septembre*, 19e jour de son entrée, le malade est très affaissé ; le pouls est presque imperceptible ; la peau est moins chaude, très peu de soubresauts des tendons ; il fait encore certains efforts pour échapper à la douleur, mais sans aucune plainte quand on fait une pression sur les côtes.

Mort à deux heures après-midi.

Opposition à l'autopsie.

L'ensemble des symptômes ne permet pas de douter de la lésion de la moelle épinière.

11e Observation. — *Fièvre typhoïde précédée d'une affection de la moelle épinière. — Autopsie.*

Greffoz Claude, âgé de 17 ans, horloger, est entré le 29 décembre 1847, et couché au n° 30, salle St-Lazare et, puis au n° 45. Il eut au printemps dernier des crampes violentes aux bras et aux jambes guéries par des frictions au moyen d'un liniment. Cette tendance aux crampes le reprenait quand il fatiguait ; il eut aussi quelquefois des vomissements. Quand il entra à l'Hôtel-Dieu, il avait de la diarrhée depuis quinze jours ; la diarrhée se passa et les vomissements survinrent (15 janvier), on lui donna de la glace et les vomissements cessèrent ; il resta faible ; la langue un peu chargée sans rougeur ; le ventre était toujours douloureux autour du nombril ; la fièvre était continue et très forte, le pouls oscillatoire.

Le 22 *janvier*, il fut repris de vomissements avec crampes dans les quatre membres ; facies décomposé, un peu bleuâtre ; anéantissement, les urines coulent avec abondance, il a toute sa connaissance.

24. — La glace a arrêté les vomissements ; l'affaissement est profond ; il ne peut remuer ni bras ni jambes. Le pouls est filiforme, d'une faiblesse extrême à 100. Les extrémités sont froides ; il s'éteint avec toute sa connaissance le 25 à midi.

Autopsie le 27. — Le cerveau est sain.

Injections considérables de la dure-mère et de l'arachnoïde spinale ; épaississement de celle-ci à sa partie inférieure. La moelle est ferme mais fortement injectée par endroits dans son centre.

Le poumon est sain ainsi que le cœur : mais tout le petit intestin est rouge, surtout dans sa partie inférieure; la valvule iléo-cæcale est indurée, épaissie, non ulcérée ; l'intestin est tellement aminci en plusieurs endroits et dans une grande longueur qu'il ne reste que le péritoine ; la muqueuse offre une éruption qu'on appelle psoro-mésentérique ; les ganglions mésentériques sont gros, durs, gonflés et rouges. Il y a quelques petites ulcérations dans l'intestin ; il n'y a pas de glandes de Peyer. Il y a du sang dans la partie inférieure de l'intestin grêle dont la muqueuse est rouge, épaisse, boursouflée ; rien au gros intestin, ni à l'estomac, ni au foie, ni aux reins.

Pour la fièvre puerpérale on est généralement d'accord que la pyrexie des femmes en couches a son siège dans le système nerveux, que la maladie frappe particulièrement la section des nerfs ganglionnaires. Par les connexions des ganglions du grand sympathique avec la moelle, les filets qui établissent communication entre les ganglions et les paires spinales se composent de filaments allant des ganglions à la moelle. La fièvre puerpérale grave peut dans certaines conditions miasmatiques revêtir le caractère du typhus avec la lésion de tous les organes, la présence d'ulcères typhoïdes dans le cæcum et le jéjunum indique une complication abdominale ; les glandes mésentériques se trouvent dans une tuméfaction extraordinaire et celles de Peyer et de Brunner dépendant de la paroi intestinale sont fort épaissies ; le plexus nerveux de l'abdomen et de la moelle épinière, spécialement la queue de cheval, sont le plus souvent ramollis.

Ottoviani a fait un mémoire sur l'identité de la fièvre puerpérale avec le typhus. Ce mémoire a été imprimé en 1836 dans le *Dictionnaire classique de médecine interne et externe* (tome 36, page 210).

12ᵉ Observation. — *Eclampsie puerpérale survenue dans le cours d'une fièvre typhoïde. — Autopsie.*

Une domestique, âgée de 25 ans, est entrée le 30 juin 1844, salle Sainte-Anne et couchée au nº 1 ; elle est malade depuis huit jours, elle a toûs les symptômes de la fièvre typhoïde, céphalalgie, hébétude de la face, yeux rouges, douleur du ventre et diarrhée, fièvre ; elle répond bien aux questions qu'on lui adresse, elle reste dans le même état jusqu'au 4 juillet. Ce jour-là la tête est prise, le facies est vultueux, yeux rouges ; elle déraisonne, elle crie, elle s'agite, elle est enceinte de sept mois (primipare); elle a des douleurs de temps en temps, le col utérin est un peu dilaté et le 5 elle accouche facilement d'un enfant mâle qui respire encore un peu. Les accidents cérébraux paraissent augmenter ; elle est dans la stupeur. Le pouls est petit, irrégulier à 110 ; chaleur médiocre de la peau. Les lochies ne coulèrent pas. Ce même jour, à 4 heures après-midi, elle est prise tout à coup d'éclampsie, facies très rouge, tête renversée en arrière, mouvements tétaniques du tronc, convulsions des muscles de la face, yeux fixes et mouvements des paupières. Respiration haletante, haute et anxieuse ; extrémités froides et bleues. L'accès dure 3 à 4 minutes ; il se répète aussitôt deux fois et elle meurt.

Autopsie. — Toutes les méninges sont d'une rougeur

intense et remplies de pus. La base du cerveau est purulente ; il y a du pus concret par plaques sous l'arachnoïde, et de la sérosité purulente en abondance dans les ventricules.

Abdomen. — Plaques de Peyer gonflées ; quelques-unes commencent à s'ulcérer, follicules de Brunner ulcérés, la valvule iléo-cæcale épaissie et un peu ulcérée par endroits, rougeur d'entérite au petit intestin. Rien d'extraordinaire à l'utérus, ni aux autres viscères, le thorax, le canal vertébral n'ont pas été examinés.

A remarquer la mort rapide par les accidents nerveux, la méningite générale purulente et la rougeur inflammatoire dans l'intervalle des plaques de Peyer, et moindre où les plaques sont ulcérées.

Les débuts de la fièvre typhoïde sont très variables et plus ou moins accidentés. Il arrive souvent que le début se montre avec un caractère bénin ; malgré le signe qui paraît rassurant, il faut toujours se tenir en éveil. La physionomie bénigne du début ne doit pas toujours rassurer sur l'avenir. On a vu d'abord le pronostic le plus favorable passer au noir en 24 heures. Tout à coup les symptômes généraux s'aggravent notablement ; une affection de la moelle épinière vient intercurremment compliquer l'état général.

Le pouls le révèle sûrement. Alors on aperçoit une altération très grande de la physionomie qui est terne, incohérente, une profonde stupeur, une anxiété générale, une loquacité insolite ou mutisme complet, une gêne de la respiration, un pouls en désordre, autant de signes très fâcheux.

Il y a des débuts avec des caractères graves par l'intensité des symptômes, par la profonde prostration, l'acuité du délire, etc. ; le pronostic, quoique alarmant, n'est pas sans appel. La menace est redoutable, ce n'est pas toujours une menace de mort. Le début se montre le plus souvent par un malaise général sans caractère défini, avec inappétence, un peu de faiblesse, une légère céphalalgie, un sommeil incomplet, etc., et cela pendant plusieurs jours, puis la fièvre éclate avec ses caractères propres ; quelquefois la diarrhée précède la fièvre.

Les fièvres typhoïdes prennent divers caractères selon les individus, les tempéraments ; selon les saisons, selon les épidémies et surtout selon le génie épidémique. Chez les uns c'est une prédominance du système nerveux, une céphalalgie plus ou moins violente, un endolorissement de tout le corps qui chancelle, une ivresse bruyamment délirante ; chez d'autres c'est un subdélirium continu. Chez ceux-ci, c'est une stupeur profonde ; le ventre se météorise dès l'invasion de la maladie ; la gangrène se manifeste bientôt sur les vésicatoires ; les pétéchies sont plus ou moins nombreuses chez les uns que chez les autres.

Il n'est pas rare de voir cette fièvre débuter d'emblée comme dans la fièvre intermittente. J'ai eu occasion plusieurs fois d'observer le début brusque par une fièvre intermittente quotidienne et cela pendant les trois premiers jours et le quatrième la diarrhée survenir avec coliques, douleur à la région cæcale et la fièvre devenir continue, etc.

On voit quelquefois la fièvre typhoïde survenir d'emblée avec tout le cortège de ses propres symptômes chez les malades prédisposés à cette maladie par un surmenage de travail prolongé, par des conditions fâcheuses d'hygiène, mauvaise nourriture, logement malsain sans air, sans soleil, etc. Le début d'emblée est toujours grave même quand le sujet se trouve dans les meilleures conditions hygiéniques.

Une jeune fille, âgée de 22 ans, domestique, habituellement d'une bonne santé, le 5 août 1845 est prise tout à coup en se levant de malaise, de faiblesse générale. Elle fait son ouvrage journalier avec beaucoup de peine. Le soir, frissons et fièvre continue avec céphalalgie et étourdissement. Elle entre à l'Hôtel-Dieu le 6. On constate tous les symptômes d'une fièvre typhoïde grave. La courbature était excèssive ; brisement très douloureux des membres inférieurs. Elle ne peut marcher ni se tenir debout. Mort le 31 août, le 26e jour à partir de celui de l'invasion. Dans ce cas le rachis a été atteint dès le début, et j'ai cru remarquer que c'est un signe mortel.

Chez certains malades, il n'apparaît d'abord aucun signe typhoïde, rien autre chose que la fièvre ; puis le facies, le ventre, etc. révèlent des signes propres à cette affection. J'en ai vu, après quelques jours de malaise, présenter les symptômes d'une violente méningite cérébrale. La maladie débute parfois d'emblée par le rachis et le cerveau reste intact.

On a vu cette fièvre commencer avec un penchant au suicide et même avec tentative pour l'exécuter. Ce début ressemble à une folie commençante avec monomanie au suicide. J'ai eu occasion à l'Hôtel-Dieu d'en voir qui voulaient s'étrangler avec tout ce qui leur tombait sous la main et cela avec très peu de fièvre, peu de chaleur fébrile de la peau, mais après 6, 7, 8 jours survient tout le cortège des symptômes typhoïdes confirmés par les lésions trouvées à l'autopsie.

S'il arrive chez un malade le 2e ou 3e jour une épistaxis considérable. ou, autrement dit, une hémorrhagie nasale, c'est un symptôme de très fâcheux augure, car il est rare que le malade dépasse le 12e ou 14e jour de la maladie.

J'ai vu une variole prise au début pour une fièvre typhoïde. Un soir sans cause connue le malade est pris tout à coup d'un frisson très intense avec céphalalgie, faiblesse générale très grande, fièvre avec chaleur de la peau, décubitus dorsal, facies rouge, étonné, immobilité des traits, yeux larmoyants, incertitude dans les paroles qui paraissent un peu désordonnées ; quelque lenteur dans les réponses. Langue rouge, humide, un peu glutineuse, couverte d'un enduit blanchâtre assez épais, soif vive, pas de diarrhée, douleur légère du ventre à la pression ; pouls d'une force et d'un développement ordinaire à 120, peau chaude, sèche et âcre, toux, râles sibilant et ronflant intenses, persistance de la céphalalgie, étourdissement, ouïe un peu dure, brisement des membres.

Douleur des lombes. — Soubresaut des tendons des poignets ; le malade peut à peine se tenir sur son séant. Toute cette série de symptômes a duré trois jours entiers. Le quatrième jour apparition de pustules varioliques et diminution notable dans l'acuité des symptômes.

Quelquefois la fièvre typhoïde peut être confondue avec la phtisie aiguë quand l'on manque de renseignements sur les antécédents. Une jeune fille de 18 ans entre à l'Hôtel-Dieu avec du délire, de la diarrhée, du météorisme abdominal etc., la forme du délire avait quelque ressemblance avec celle de la fièvre typhoïde ; les cris, les réponses incohérentes, les divagations paraissaient propres à cette fièvre ; les dents et la langue noirâtres et sèches, le facies bleuâtre, les yeux rouges, injectés, humides, le pouls à 150. Râle muqueux dans toute la poitrine, pas de taches typhoïdes.

A l'autopsie on trouva les deux poumons farcis de tubercules crus ainsi que les glandes le long de la colonne vertébrale dans la cavité pectorale. Le cerveau était injecté. Une seule ulcération d'un follicule de Brunner.

La fréquence du pouls pouvait être en contradiction avec l'état ordinaire de la fièvre typhoïde où le pouls n'atteint jamais cette fréquence.

La fièvre typhoïde peut se mêler à une phtisie en germe et en hâter le développement et dans ce mélange de leurs symptômes réciproques si la phtisie finit la dernière on trouve à l'autopsie les lésions des deux maladies.

Il arrive quelquefois qu'intercurremment dans le cours de la fièvre typhoïde se développent d'autres maladies qui se compliquent mutuellement et aggravent les deux affections par leur action réciproque.

Quand la fièvre débute par de l'anxiété, de l'agitation continuelle, de l'endolorissement général avec des yeux un peu caves, tout à coup par des douleurs aux reins, au cou, céphalalgie, frissons et fièvre, cris, soubresauts des tendons, pupilles contractées, délire ; c'est un début qui annonce la plus grande gravité dans la maladie. Cependant il faut encore espérer. Une malade offrait de très fâcheux symptômes au début ; elle eut au 11e jour une épistaxis considérable qui voulut se renouveler au 13e jour et qui jeta la malade dans une faiblesse et une gravité très alarmantes. La poitrine s'embarrassa avec affaiblissement et surdité. Au 19e jour, mâchonnement continuel de la lèvre inférieure ; la fièvre redouble d'intensité ; facies altéré, bout du nez pâle ainsi que les ailes. Le 21e jour, le mâchonnement a cessé, le facies est devenu meilleur ; elle s'est relevée de l'affaissement où elle était tombée ; elle ne paraissait plus prendre part à ce qui l'entourait ; aujourd'hui elle souriait, elle répondait bien, la fièvre avait de beaucoup diminué. Le 22, le mieux s'était accru, mais toujours avec un peu de fièvre. Le 25e jour, la fièvre devint plus forte, elle parut plus affaissée ; elle se plaint parce qu'elle a une escharre enflammée au sacrum qui est très douloureuse. Elle guérit de cette escharre après deux mois de traitement.

Une fièvre typhoïde très bénigne arrive au 14e jour : alors tout à coup des douleurs très vives assaillent brusquement le ventre avec vomissements incoercibles, etc. Mort au bout de deux jours ; perforation au petit intestin à 2 pouces au-dessus de la valvule iléo-cæcale ; petite ouverture ronde, à bords noirs à l'extérieur, amincis au milieu d'une ulcération de la muqueuse ; il n'y a pas de

www.ingramcontent.com/pod-product-compliance
Ingram Content Group UK Ltd.
Pitfield, Milton Keynes, MK11 3LW, UK
UKHW020217200726
13856UKWH00004B/1459